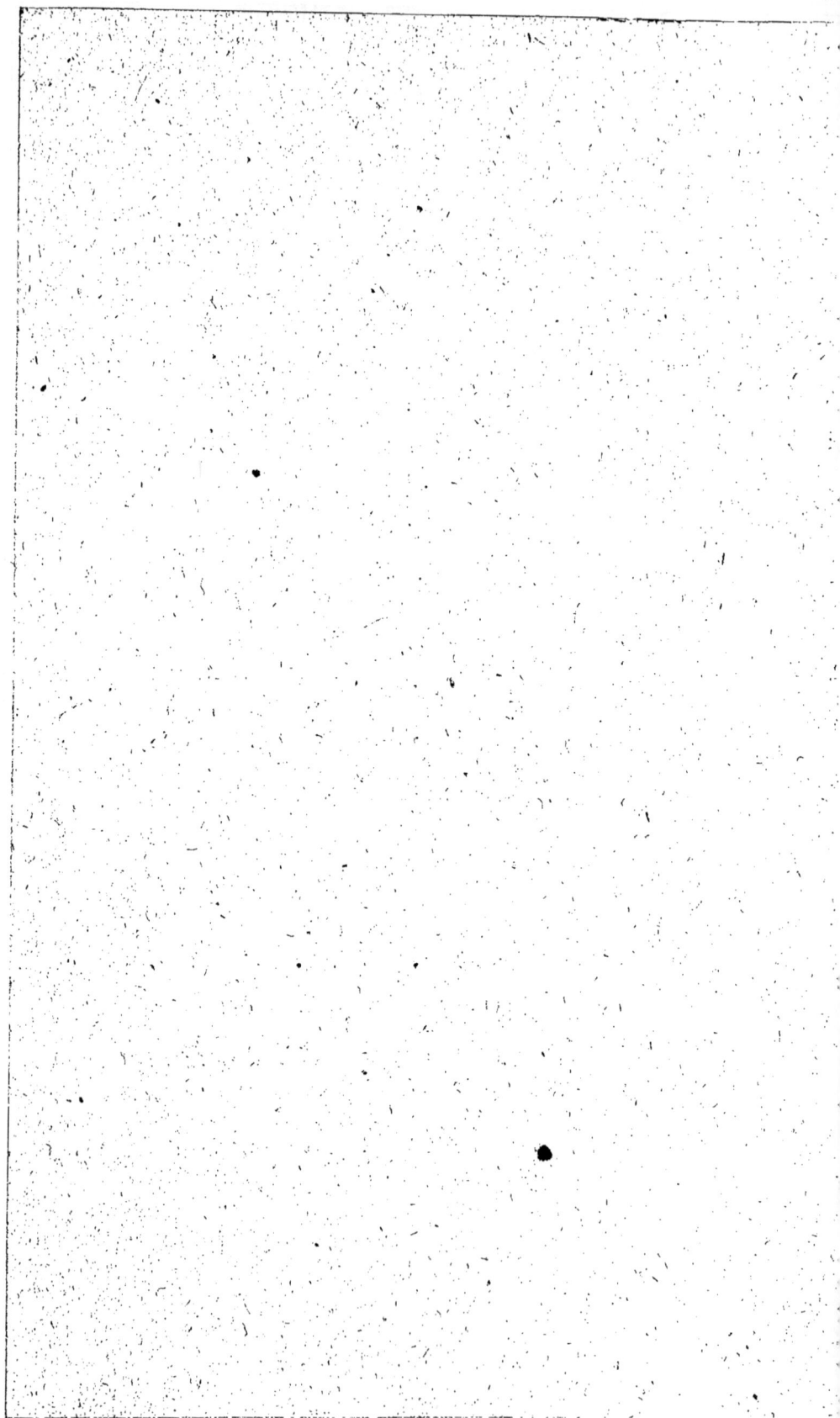

CONSEIL D'HYGIÈNE PUBLIQUE

ET DE SALUBRITÉ.

DÉPARTEMENT DE L'ALLIER.

RAPPORT GÉNÉRAL

PRÉSENTÉ

A M. LE PRÉFET

SUR

LES TRAVAUX DES CONSEILS D'HYGIÈNE PUBLIQUE ET DE SALUBRITÉ
DU DÉPARTEMENT

PENDANT L'ANNÉE 1868

Par le docteur BERGEON

Secrétaire du conseil de département, médecin des prisons et du Lycée
Impérial de Moulins, lauréat de l'école pratique de Paris,
et Membre de plusieurs Sociétés savantes.

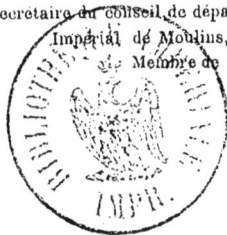

MOULINS

IMPRIMERIE DE C. DESROSIERS

MDCCCLXIX.

ARRONDISSEMENT DE MOULINS.

Composition du conseil d'hygiène publique et
de salubrité pour l'année 1868 :

Président M. le Baron Servatius, Préfet de l'Allier.

Vice-Président M. Raynard, ancien ingénieur en
chef des ponts et chaussées.

Secrétaire M. le docteur Bergeon, médecin des
prisons et du Lycée impérial.

Membres MM :

Dupoyet, maire de la ville de Moulins.

De l'Estoile, président de la chambre consultative
des arts et manufactures.

Dubost, médecin-chef de l'hôpital St-Joseph.

Petit, chirurgien en chef du même hôpital.

Prieur Emmanuel, médecin chef de l'hôpital général.

Reignier, ancien directeur de l'asile des aliénés.

Bugniet, vétérinaire, membre de la Société d'agriculture.

Saladin, ancien pharmacien chimiste.

Pérabon, pharmacien chimiste.

De Gouvenain, ingénieur des mines.

Moulins, le 1er mai 1869.

MONSIEUR LE SECRÉTAIRE,

J'ai l'honneur de vous transmettre les rapports de fin d'année présentés par les conseils d'hygiène des arrondissements de Montluçon , de Gannat et de Lapalisse.

Cette transmission a pour but de vous mettre à même de rédiger le rapport d'ensemble que vous avez annuellement à fournir, conformément à la circulaire ministérielle du 15 décembre 1867.

Agréez, Monsieur le Secrétaire, l'assurance de ma considération très-distinguée.

Le Préfet de l'Allier,

Bon SERVATIUS.

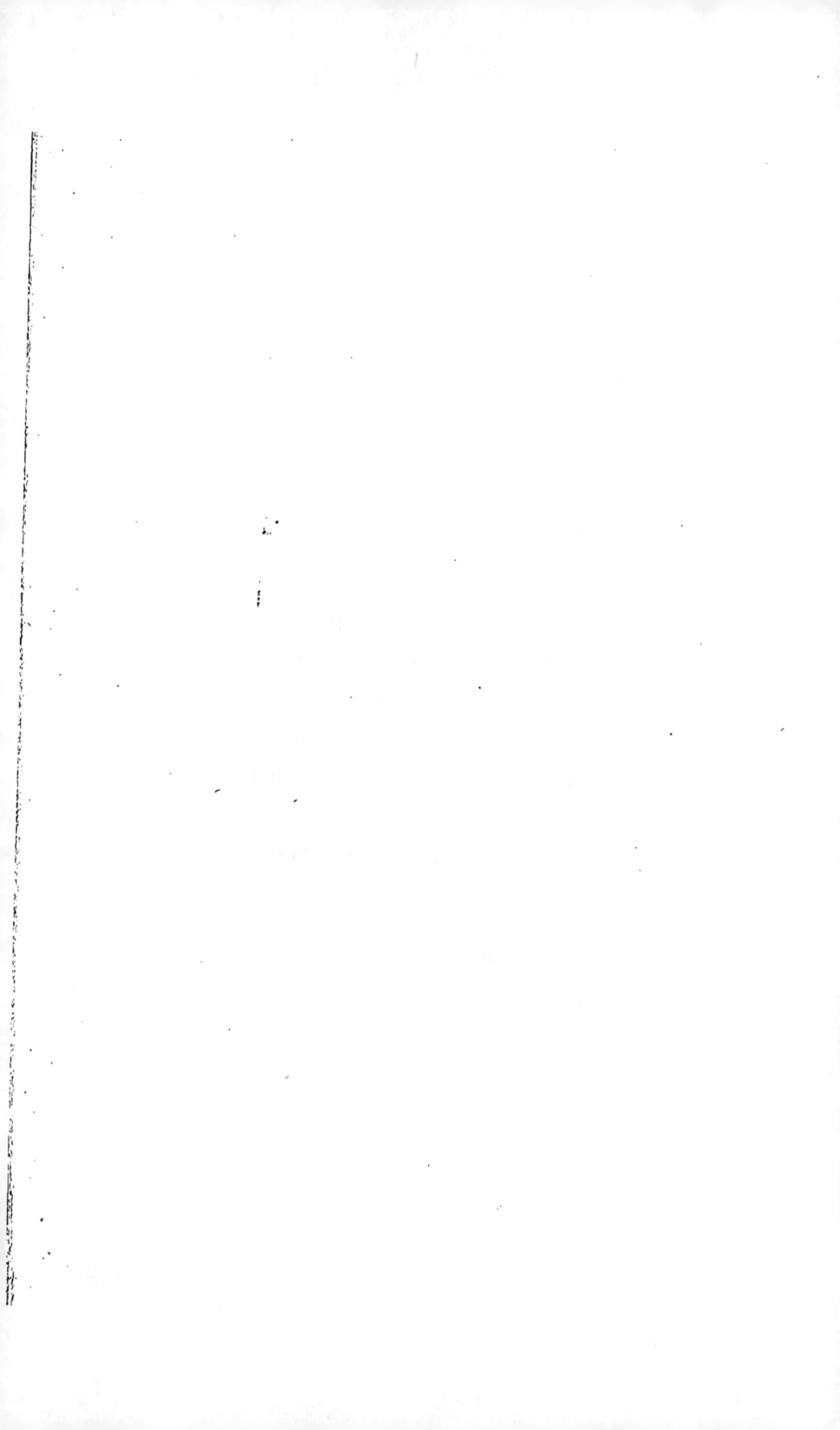

LETTRE A M. LE BARON SERVATIUS

PRÉFET DE L'ALLIER.

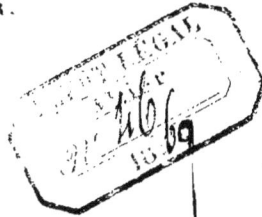

—

MONSIEUR LE PRÉFET,

Pour se conformer aux prescriptions de l'art. 12 du décret du 18 décembre 1848, le conseil central d'hygiène publique et de salubrité de l'Allier, vous adresse le rapport d'ensemble concernant les travaux des différents conseils pendant l'année expirée 1868, afin que par votre intermédiaire, il puisse être remis, en temps opportun, à Monsieur le Ministre de l'agriculture, du commerce et des travaux publics.

C'est la première fois qu'un document de ce genre vous est adressé depuis 1849. Vous pourriez, à bon droit, vous étonner de l'inexécution du décret précité ; et M. le Ministre lui-même, en vous signalant, dans sa circulaire du 15 mars dernier, le silence absolu du plus grand nombre des conseils d'hygiène de France, vous engage à rechercher les causes de leur abstention sur des questions qui touchent le plus au bien-être des populations. Permettez nous donc de vous signaler, avec toute la déférence que nous devons à l'autorité, quelques-unes des causes qui ont amené cette indifférence apparente d'un aussi grand nombre de conseils d'hygiène en France :

1° Dans un but très-louable, on a voulu leur laisser toute espèce de liberté, dans la manière d'envisager leurs travaux ; on les a engagés à s'occuper de toutes les questions qui se rapportent à l'hygiène publique et qui sont fort nombreuses et fort complexes. « Tout en restant dans les limites de leurs « attributions, placés près de l'administration pour « répondre à son appel et l'éclairer de ses avis, on « leur a dit, qu'ils ne sauraient se dispenser de re- « cueillir *spontanément* tous les renseignements qui « peuvent intéresser l'hygiène des localités de leur « circonscription, et de signaler à l'autorité toutes « les *mesures d'assainissement*, toutes les améliora- « tions qui peuvent paraître utiles. » (Instructions sur les attributions des conseils d'hygiène publique et de salubrité.)

Il est résulté de cette généreuse invitation à faire le bien, que pour s'y conformer, beaucoup de con- seils d'hygiène, reconnaissant différentes causes d'in- salubrité dans les villes, ou les campagnes, se sont empressés de les signaler, à l'autorité préfectorale; celle-ci de son côté a bien communiqué aux maires des localités intéressées les rapports et observations qui lui étaient adressés ; mais, par des considéra- tions budgétaires, ou d'autres raisons d'économie, que nous ne voulons pas juger, presque toujours les avis donnés sont restés stériles et les foyers d'infec- tion n'ont pas été détruits. Nous pourrions vous citer des faits de ce genre qui ont eu lieu dans les arrondissements de Gannat et de Moulins et qui sont à notre connaissance. Il est résulté de cette espèce, de fin de non-recevoir, ou de cet oubli volontaire, un véritable découragement chez les membres zélés, qui avaient cru de leur devoir de porter devant leurs collègues, et, de cette manière, devant l'autorité, des faits graves qui intéressaient vivement l'hygiène des populations.

2° Les premières années s'étant écoulées, sans que le rapport général ait été adressé, l'ensemble des travaux est devenu de plus en plus important ; les arrondissements ont gardé le silence. Le conseil central répugnait à envoyer une œuvre incomplète, et finalement vingt années se sont écoulées, sans que l'article 12 du décret du 18 décembre 1848 ait reçu son exécution dans le département de l'Allier.

Aujourd'hui que la circulaire du 28 octobre 1868 est bien comprise de tous et qu'il est bien entendu que M. le Ministre ne réclame que le rapport sur les travaux de l'année écoulée 1868, le conseil central s'empresse de satisfaire à son désir, bien convaincu qu'un travail analogue aura lieu désormais avec régularité de la part de tous les conseils du département, qui comptent tous dans leur sein des hommes d'une capacité notoire et d'un dévouement réel à l'humanité. Le plan que nous nous proposons de suivre sera le suivant :

1° Examen des questions soumises dans l'année à

2

l'appréciation des conseils d'hygiène publique et de salubrité, sur l'invitation préfectorale.

2° Relation des questions d'hygiène générale, soumises aux conseils par l'initiative privée et approuvées par les conseils qui en auront reçu la communication.

La tâche qui nous est imposée est difficile ; puissions-nous, en cherchant à l'accomplir, ne pas rester trop au-dessous du rôle qui nous est confié !

Recevez, Monsieur le Préfet, l'assurance de notre considération très-distinguée.

C. BERGEON.

Mort de MM. Dupoyet, Pérabon, Saladin et Dubost.

Avant d'entrer en matière, n'est-il pas de toute justice, monsieur le Préfet, de payer un juste tribut d'éloges et de regrets aux nombreux collègues que la mort nous a ravis depuis un an.

Le premier, M. Dupoyet, maire de la ville de Moulins, membre du Conseil général, avait été appelé à faire partie du Conseil d'hygiène publique et de salubrité du département le 3 septembre 1864. C'est dans le courant de mai 1868 qu'il nous a été enlevé brusquement par une attaque d'apoplexie. Vous avez apprécié ses qualités d'administrateur, monsieur le Préfet, et vous n'avez pas craint de les mettre en lumière en prononçant sur sa tombe une oraison funèbre qui a reçu l'approbation de la ville entière qu'il administrait avec zèle et talent depuis plusieurs années. Vous avez rendu une éclatante justice aux qualités de l'homme privé, que vous aimiez comme nous. Il ne nous reste plus qu'à ajouter que M. Dupoyet était l'un des membres du Conseil les plus exacts et que souvent ses qualités de légiste et d'administrateur nous sont venues en aide dans l'élucidation de plusieurs questions soumises par vous à notre appréciation.

Quant à M. Pérabon, chimiste distingué, un arrêté du 31 décembre 1857 l'avait appelé à faire partie du Conseil d'hygiène de Moulins et c'était, au dire de tous, une excellente acquisition. Ancien élève de l'école de pharmacie de Paris, il en avait été plusieurs fois le lauréat; aussi, dès son installation dans notre ville comme pharmacien, fut-il de suite désigné pour les analyses chimiques dans les cas de médecine légale, qui pouvaient réclamer le concours d'un ou de plusieurs experts. Il nous a été donné de voir et d'apprécier la patience intelligente qu'il mettait dans les expertises qui lui étaient confiées. C'est encore lui que l'administration chargeait de l'analyse des engrais artificiels que les industriels livraient au commerce ; enfin il faisait partie depuis longtemps du jury médical de l'Allier ; c'était donc, nous pouvons le dire, sans crainte d'être démenti par personne, une des lumières du Conseil, lumière éteinte bien prématurément, car Pérabon comptait à peine une cinquantaine d'années.

Nous pensions, M. le Préfet, en vous faisant ce compte-rendu annuel, borner là nos regrets, mais à peine avions-nous déposé la plume, que la mort est venue s'abattre soudainement sur deux nouveaux membres qu'elle a frappés, à 24 heures de distance seulement : l'un, M. Saladin était dans la soixantième année de son âge : Pharmacien distingué, sa santé l'avait contraint d'abandonner l'exercice de sa profession depuis 12 ans environ. Nous dirons de lui com... de Pérabon, qu'il avait des connaissances étendues en chimie ; aussi fut-il choisi comme chimiste pour faire partie du Conseil d'hygiène publique et de salubrité de département, depuis la création de ce Conseil, le 16 juin 1849. Le zèle de ce membre regretté a été apprécié par tous, nous avons souvent mis à contribution ses connaissances spéciales, surtout dans le rapport que le Conseil d'hygiène a adressé à M. le Ministre de l'agriculture du commerce et des travaux publics sur le danger des couvertes plombiques dans l'art céramique. Saladin a laissé un mémoire très intéressant sur l'*hydrographie du département de l'Allier* faite en 1838. Il a publié de nombreux articles dans le *Messager de l'Allier* sur l'agriculture et surtout sur la chimie agricole ; enfin il était maire de la commune de Toulon depuis longtemps et administrateur des hôpitaux de Moulins depuis 5 ou 6 ans. Sa vie, comme vous le voyez, a été bien remplie.

Quant à notre confrère et collègue Dubost, nommé par arrêté du 19 février 1866, il avait remplacé M. le docteur Prieur père démissionnaire. Il n'était donc au milieu de nous que depuis 3 ans environ et c'était le plus jeune des membres du Conseil ; la mort n'a pas respecté ses 39 ans et n'a pas voulu lui donner le temps de continuer à l'hôpital St-Joseph, dont il était le médecin chef, les soins qu'il prodiguait avec un dévouement sans bornes à tous ses malades. Nous ne serons pas démenti, quand on saura que le jour même de sa mort, quoique souffrant depuis la veille, on n'a pu l'empêcher d'aller faire sa visite à l'hôpital. A peine rentré chez lui, il était frappé d'un accès de *fièvre pernicieuse* qui lui a enlevé subitement la connaissance et n'a duré que 10 heures. Outre ces fonctions, Dubost remplissait encore avec zèle et distinction celles de médecin cantonal et de vaccinateur spécial à Moulins. N'est-il pas bien regrettable qu'un collègue aussi jeune, qu'un médecin aussi dévoué, qu'un caractère aussi aimable et bon ait eu un passage aussi court parmi nous ?

Abordons maintenant l'exposé des travaux faits par le conseil d'hygiène pendant l'année 1868.

I

EXAMEN

Des questions soumises au Conseil d'hygiène publique et de salubrité.

Le Conseil d'hygiène s'est réuni six fois dans le courant de l'année 1868. Nous vous rappellerons, M. le Préfet, que par un arrêté en date du 22 janvier, vous avez procédé au renouvellement biennal des Conseils d'hygiène du département et que pour celui de Moulins en particulier vous avez nommé pour une période de 4 années devant prendre fin le 31 décembre 1871:

MM. RAYNARD, ingénieur en chef en retraite, conseiller municipal,

PRIEUR EMMANUEL, docteur médecin, médecin de l'hôpital général,

BERGEON GILBERT, docteur médecin, médecin des prisons et du lycée impérial,

REIGNIER JEAN-BAPTISTE, docteur-médecin, alors directeur de l'asile des aliénés,

SALADIN JOSEPH, chimiste, ancien pharmacien,

Et BUGNIET, vétérinaire, membre de la Société d'agriculture.

Tous ces membres ayant rempli les formalités prescrites par votre arrêté, le bureau fut ainsi constitué : M. RAYNARD, *vice-président* nommé à l'unanimité et M. le docteur BERGEON, *secrétaire*, également nommé à l'unanimité.

Suppression d'un puisard.

La première question que vous avez soumise à l'appréciation du Conseil est celle d'une pétition des habitants du quartier de la Madeleine à Moulins, tendant à obtenir *la suppression d'un puisard qui reçoit les eaux du quartier de cavalerie* et dont le voisinage les alarme sous le rapport de la salubrité.

M. Dupoyet expose que la question a déjà été soumise au maire de Moulins et que deux rapports ont été faits par MM. Dadole et Julliard, architectes de la ville, sur cette question ; il communique ces deux rapports au Conseil avec les plans qui y sont annexés. Une discussion s'engage, après cette double lecture, et il est décidé qu'une commission de 3 membres étudiera la question sur les lieux, et fera ensuite son rapport au Conseil d'hygiène.

Cette commission composée de MM. *Dubost, de Gouvenain* et *Pérabon* s'est transportée sur les lieux et après avoir attendu, pour être plus à même d'apprécier, une saison chaude capable de développer les miasmes dont le quartier se plaignait, elle a chargé M. Pérabon de faire un rapport qui a été lu dans la séance du 27 juillet 1868, dont voici les principales dispositions :

« Le 27 juin 1868, à midi, le thermomètre marquant
« 28 degrés centigrade à l'ombre, la commission s'est ren-
« due sur les lieux désignés par les pétitionnaires et elle a
« reconnu qu'en temps de sécheresse, les eaux qui se ren-
« dent au puisard désigné, se composent d'eaux ménagères
« et de purin.

« En entrant dans la rue dite *derrière le quartier*, on
« rencontre d'abord l'eau qui s'écoule d'une cuisine, puis
« celle qui sort de la buanderie. Jusque-là ces eaux n'ex-
« halent pas une odeur sensiblement désagréable, mais un
« peu plus loin, à partir de la seconde cuisine, jusques et
« après l'endroit où arrive l'eau des écuries, l'odeur que
« l'on perçoit est infecte et justifie les plaintes portées par
« les habitants du quartier de la Madeleine Plus loin en-

« core se trouve la porte par laquelle on fait sortir les fu-
« miers des chevaux. Dans ce point, l'odorat est fortement
« impressionné par l'odeur particulière à l'acide hippuri-
« que. Toutes ces eaux presque stagnantes, traversent la
« rue *derrière le quartier*, un jardin, la rue de l'Infirmerie
« sous un pont, un autre jardin et finalement aboutissent
« au puisard en question. Celui-ci contenait très-peu d'eau,
« 25 centimètres environ ; il s'en échappait quelques bulles
« de gaz hydrogène carbonné et au-dessous se trouvaient au
« moins deux mètres de vase. Dans ce point l'odeur n'était
« pas trè-sgênante, parce qu'elle semble s'atténuer au fur
« et à mesure que les eaux pénètrent dans les jardins, où
« elle est retenue par certains maraîchers, qui en utilisent
« les principes fertilisants, au moyen de barrages. »

Après en avoir délibéré, et conformément aux conclusions du rapport précité, le Conseil a été d'avis :

1° Que l'on procède à la réfection du caniveau, qui longe
la rue *derrière le quartier*, afin de faciliter l'écoulement
des eaux, qui est très lent, à cause du peu de pente de cette
rue ;

2° Que l'on exige le lavage quotidien et à grande eau,
dudit caniveau par les soldats de la caserne de cavalerie,
puisque c'est de ce lieu que sortent les eaux infectantes ;

3° Que l'on exige le récurage fréquent de la rigole dans
les jardins ;

4° Enfin le récurage *annuel*, en temps opportun, du puisard lui-même *et par qui de droit*.

Rapport sur les vaccinations opérées dans l'arrondissement en 1867.

Par votre lettre en date du 7 mars 1868, vous annonciez
à M. le vice-président l'envoi du tableau récapitulatif par

commune des vaccinations opérées en 1867 dans l'arrondissement de Moulins par MM. les vaccinateurs cantonaux,
avec tous les documents qui s'y rattachent.

Dans la séance du 11 mai 1868 M. le Dr Bergeon déclare
avoir examiné attentivement ces mêmes documents et avoir
constaté que le tableau récapitulatif dressé par les soins
de la préfecture est exact, moins une omission de 30 vaccinations faites dans la 2e circonscription du canton de
Bourbon-l'Archambault ; il convient donc d'augmenter de
ce nombre le chiffre total des vaccinations opérées en
1867.

Voici quel serait le relevé à consigner dans le tableau
récapitulatif.

TOTAL des NAISSANCES	VACCINATION opérées par		TOTAL	SUJETS atteints de la pet. vérole.	DÉFIGURÉS	MORTS.
	VACCINAT. spéciaux.	autres MÉDECINS.				
3,010	2,035	239	2,274	35	2	2

Nous avons fait observer au conseil, et nous sommes
heureux de vous le faire remarquer, Monsieur le Préfet,
que le travail de MM. les vaccinateurs spéciaux est généralement fait avec beaucoup de soin, que le chiffre des
vaccinations opérées par quelques-uns d'entr'eux est considérable, et qu'il serait peut-être à propos de vous signaler
les plus méritants, afin qu'il soit décerné un certain nombre de médailles pour l'arrondissement de Moulins.

D'après les tableaux remis par MM. les vaccinateurs spéciaux, on trouve les chiffres suivants dans les cantons de :

Bourbon-l'Arch , 2ᵉ circ. M. le Dʳ de Bonnefoy. 61 vac.

Chevagnes, M. le Dʳ Desvernois 232

Dompierre { 1ʳᵉ Circ., M. le Dʳ Bailleau 80
{ 2ᵉ Circ., M. le Dʳ Breilland 165

Lurcy-Lévy, M. le Dʳ Mercier 248

Le Montet-aux-Moines { 1ʳᵉ Cir. M. Forichon P. 143
{ 2ᵉ Circ. M. O'Sullivan. 61

Moulins Est, M. Petit, docteur médecin 309

Moulins Ouest, M. le Dʳ Dubost 158

Souvigny { 1ʳᵉ Circ., M. le Dʳ Maugenest.... 171
{ 2ᵉ Circ., M. le Dʳ O'Sullivan...... 46

Neuilly-le-Réal, M. Bergerat , médecin 290

Quatre tableaux ont été fournis par quatre sages-femmes ce sont :

Mᵐᵉˢ Grasset à Bourbon-l'Archambault 56

Zoé Cécillon, femme Henry, même comm. 74

Bâtissier à Ygrande 40

Colin, femme Clostre à Couleuvre 61

Autres vaccinations par divers 70

Total.. 2,274

Le conseil fait remarquer que les chiffres 35 pour les sujets atteints de la petite vérole, 2 pour les défigurés et 2 pour les morts par cette maladie dans l'arrondissement de Moulins paraissent devoir être au-dessous de la vérité, et qu'ils ne doivent comprendre que les cas observés par MM. les vaccinateurs spéciaux, tandis que ceux observés par les autres médecins ne figuraient pas dans le tableau récapitulatif. Il sera toujours fort difficile d'avoir l'exacte vérité à cet égard.

Consulté par le docteur Bergeon sur l'importance des *revaccinations* pour s'opposer aux chances de la petite vérole chez les personnes qui ont été vaccinées une première fois, le conseil se montre très-partisan de cette pratique qui ne saurait offrir d'inconvénients graves, tandis qu'elle peut prévenir de fâcheuses conséquences.

Enfin, Monsieur le Préfet, le conseil serait heureux que vous voulussiez bien faire à M. le ministre la demande du rapport annuel de l'académie sur les vaccinations, ce document devant offrir un très-grand intérêt aux différents conseils d'hygiène et de salubrité.

Demande du sieur Breton pour l'établissement d'un four à briques.

Par votre lettre en date du 1er juillet 1868, vous annonciez au conseil l'envoi d'une demande du sieur Breton de Châtel-de-Neuvre pour être autorisé à construire *un four à briques* dans sa propriété de la *Répande*, à 40 mètres environ de la route impériale no 9 de Moulins à Clermont-Ferrand.

L'instruction de cette affaire n'ayant amené aucune opposition de la part des personnes intéressées et les pièces fournies étant régulières, le conseil a émis à l'unanimité un avis favorable à la demande du pétitionnaire.

Rouissage du chanvre, son influence pour la destruction du poisson.

Par une lettre, en date du 3 juillet 1868, vous avez transmis au conseil d'hygiène publique un rapport de M. l'ingénieur en chef de la rivière de *la Loire*, 2e section. Dans ce rapport, M. l'ingénieur en chef s'occupe de la question du rouissage du chanvre et en particulier des inconvénients de cette opération sous le rapport de la destruction du poisson.

Les anciens réglements interdisaient le rouissage du chanvre pour toutes les rivières navigables du royaume en général, plutôt en vue des nécessités de la navigation, que pour la conservation du poisson ; cependant l'opération du rouissage dans la Loire ne saurait créer des obstacles sérieux à la navigation, si elle a lieu sur la rive opposée au Thalweg, c'est-à-dire au profond de l'eau, où se fait la navigation.

D'un autre côté, le rouissage ne saurait nuire notablement au poisson, si cette opération est faite dans l'eau courante et non dans les boires, c'est-à-dire dans les parties du lit où les eaux stagnantes restent en communication avec les eaux courantes et servent ainsi de lieu de refuge aux poissons souvent en grande abondance.

Reconnaissant le bien fondé des observations de M. l'ingénieur en chef de la navigation de la Loire, le conseil d'hygiène a été d'avis, à l'unanimité, de vous engager à adopter purement et simplement les conclusions contenues dans son rapport et qui sont les suivantes :

« 1º Qu'on peut autoriser le rouissage du lin et du chan-
« vre sur les bords du fleuve, dans l'eau courante seule-
« ment, partout où ne peut avoir lieu la navigation, par
« suite du trop peu de profondeur de l'eau, à condition
« que ceux qui useront de cette permission ne laisseront
« dans le lit du fleuve aucun des matériaux à l'aide des-
« quels les paquets de chanvre sont maintenus au fond de
« l'eau. La commune pourra être rendue responsable du
« délit auquel donnerait lieu l'abandon de ces matériaux.

« 2º Qu'on doit interdire d'une manière absolue, le
« rouissage du chanvre dans les parties du lit du fleuve où
« les eaux stagnantes communiquent librement avec la
« Loire et servent de refuge au poisson, et tout spéciale-
« ment dans la boire de la Molle qui, commençant à l'épi
« de Givry (Cher), s'étend aujourd'hui vers l'aval jusqu'à

« 500 mètres au-dessous de la borne kilométrique 166 de
« la rive gauche.

 « 3° L'autorisation du rouissage pourra être supprimée à
« toute époque, si l'administration reconnaît que cette
« opération présente des inconvénients sous le rapport de
« la navigation, ou de la conservation du poisson. »

Nevers, le 29 juin 1868.

L'ingénieur en chef,

Signé DE MARNE.

**Fours à chaux, leur influence sur les
progrès de l'agriculture.**

 Deux demandes en autorisation d'érection de fours à
chaux permanents ont été transmises par vous, Monsieur
le Préfet, l'une en date du 21 juillet 1868, par le sieur
Giraud de Ganay au lieu dit des Gailloux, près du canal
latéral à la Loire, l'autre, en date du 9 octobre, par
M. Ernest de Chavigny, qui se proposait de construire un
four à chaux dans la commune de Trevol.

 Ces deux projets n'ayant rencontré aucune opposition
dans l'enquête et les pièces qui les accompagnaient étant
régulières, le conseil a émis un avis favorable dans ces deux
questions, bien persuadé de tous les avantages qu'offrent
pour l'industrie et surtout pour l'agriculture, la création
nouvelle de semblables constructions.

 Vous-même, Monsieur le Préfet, vous aviez compris tous
leurs avantages lorsque, dans le discours que vous venez de
prononcer au concours régional de Moulins, vous déve-
loppiez les résultats obtenus par l'amendement de la chaux
dans notre département. Comment en aurait-il pu être autrement avec l'accroissement qu'il y a reçu: mais surtout dans

l'arrondissement de Moulins, dont presque tous les cantons sont composés de terres argilo-siliceuses, ou silico-argileuses naturellement privées de calcaire. Pour mieux faire comprendre l'importance des résultats obtenus depuis un certain nombre d'années, permettez-nous de jeter un coup d'œil rétrospectif et de vous donner le tableau des autorisations de concessions de fours à chaux qui ont reçu un avis favorable du conseil d'hygiène de Moulins depuis 20 ans.

ANNÉES.	NOMS DES COMMUNES OU ILS ONT ÉTÉ CONSTRUITS ET PAR ANNÉE.	NOMBRES.
1849	A Beaulon, 1	1
1851	A Ambourg, commune de Souvigny, 1, à St-Menoux, 4, à St-Léopardin-d'Augy, 1.	6
1852	A Garnat, 2, à Dompierre, 4	6
1853	Souvigny, 2, Saint-Pourçain-sur-Besbre, 1, Diou, 1, Ygrande, 2, Veurdre, 1	7
1854	Bresnay,1, Gannay, 2, Vaumas, 1, Meillard, 1, Garnat, 1, Veurdre. 2; Coulanges, 3, Molinet, Molinet-sur-le-Canal, 2, Besson. 1, Autry-Issard, 2, Diou, 1.	19
1855	Dompierre-Canal, 3, Pierrefitte, 1, Dompierre-Canal, 2, Chevagnes, 3, Messarges, 2, Ygrande, 1.	12
1856	Vaumas, 1, Villeneuve, 2, Dompierre-Canal, 2, Molinet, 1, Bresnay, 2	8
1857	Ygrande. 2.	2
1858	Dompierre-sur-Besbre, 2, Deux-Chaises, 1, Molinet, 2.	5
1859	Neuvy, 1.	1
1860	Souvigny, 1	1
1861	Noyant, 1	1
1862	Molinet, canal latéral , 1, Buxières-la-Grue, 1, Pouzy, 1, Saint-Menoux, 1, Souvigny, 1, Villeneuve, 1	6
1863	Saligny, 1, Montilly, 1	2
1864	Vaumas, 2	2
1868	Gannay-sur-Loire, 1, Trevol, 1.	2
	Total	81

Vous le voyez, Monsieur le Préfet, quatre-vingt-un fours à chaux nouveaux ont été érigés *dans notre arrondissement*

depuis vingt années. Vous remarquerez que ce sont sur
tout les communes de Dompierre et de Molinet qui ont été
le plus richement dotées ; cela n'est pas étonnant, la pré-
sence du canal latéral à la Loire, de la Besbre et de la rigole de cette rivière, expliquent la facilité de transport du
calcaire que ces communes vont chercher au Montet ,
Saône-et-Loire, ou à Diou ; le chemin de fer des houil-
lères de Bert facilite également le transport du charbon
et en rend le prix de revient peu coûteux ; aussi les communes de Dompierre, Garnat, Beaulon, Thiel, Chevagnes,
et St-Pourçain-sur-Besbre ont-elles fait des progrès éton-
nants en agriculture. Mais ce n'est pas seulement l'agriculture qui a profité de l'immense bienfait de la chaux ;
comme conséquence forcée, l'hygiène des contrées chaulées,
a bénéficié largement des améliorations agricoles. Il est de
notoriété publique qu'à Chevagnes, à Thiel, à Beaulon, etc,
les fièvres intermittentes et souvent les fièvres pernicieuses
étaient endémiques dans ces communes. Aujourd'hui, par
suite du desséchement d'un grand nombre d'étangs, et de
leur mise en culture, au moyen de l'amendement de la
chaux, ces maladies sont devenues beaucoup plus rares et
elles tendront à diminuer d'autant plus, que les améliorations agricoles prendront un plus grand développe-
ment.

Mais il ne saurait se faire attendre: Entre *Thiel, Dompierre
et Chevagnes*, il existe encore au lieu dit *les Loges des çreuses*
de vastes étendues de terre ressemblant à un désert : à peine
de loin en loin aperçoit-on de maigres bouleaux, les parties
les plus riches sont couvertes d'ajoncs et de fougères ; les
plus pauvres n'offrent qu'une mousse verdâtre pour végé-
tation ; à peine distingue-t-on quelques huttes en torchis
pour habitation ; c'est à n'y pas croire, quand on n'a pas
visité cette contrée désolée. Il nous a été affirmé qu'on avait
vendu certaines parties à 240 fr. l'hectare il y a quelque
dix ou douze ans, déjà le prix s'est élevé à 1,000 fr. et dans

une même période de temps il est facile de prévoir que ce prix pourra bien avoir doublé, grâce à la nouvelle voie de fer qui vient de s'ouvrir à travers le pays (ligne de Moulins à Chagny) et grâce aussi à deux chemins de grande vicinalité qui le croisent en deux sens, le n° 12 allant de Moulins à Dompierre qui est depuis plusieurs années à l'état d'entretien, et le n° 31 de Bessay à Lucenay-les-Aix, (Nièvre,) qui est en voie de construction.

Plainte contre l'écoulement des eaux de lavage d'une brasserie à Moulins.

Par une lettre en date du 20 octobre 1868, vous avez saisi le conseil d'hygiène, Monsieur le Préfet, d'une plainte formée par le sieur Maublanc sur l'insalubrité des eaux que MM. Loizel et Pinston, brasseurs, font écouler sur le chemin des Carons à la Madeleine.

Le conseil, après avoir pris connaissance de la pétition de M. Maublanc et de l'avis de M. le Maire de Moulins, a pensé que pour avoir une idée plus juste de la question et savoir jusqu'à quel point sont fondées les réclamations du pétitionnaire, il convenait de voir les lieux et de nommer une commission qui ferait un rapport à bref délai; cette commission composée de MM. Pérabon, Raynard et Bergeon s'est transportée sur les lieux le 18 novembre 1868, à deux heures de l'après-midi. Les parties intéressées avaient reçu un avis préalable de sa visite, pour qu'elles pussent réciproquement mieux faire connaître leur plainte d'un côté, et les moyens de défense de l'autre. Ce n'est qu'après cette confrontation des parties et l'examen détaillé de la brasserie de MM. Loizel et Pinston que la commission s'est décidée à faire le rapport suivant au conseil d'hygiène et de salubrité dans sa séance du 30 novembre 1868.

Rapport de la commission nommée pour examiner la plainte de M. Maublanc contre l'écoulement des eaux de la brasserie Loizel et Pinston à Moulins, M. RAYNARD rapporteur.

« La brasserie que MM. Loizel et Pinston ont établie au
« faubourg de la Madeleine est située sur le côté ouest du
« chemin des Carons, côté droit, en partant de la route
« impériale ; les eaux provenant de la brasserie ne peuvent
« être écoulées que par le chemin. Pendant l'été dernier
« elles ont été déversées dans le fossé droit, qui avait une
« grande largeur auprès du mur de clôture de la brasserie
« et dans lequel elles restaient stagnantes. L'administration
« municipale ayant fait combler ce fossé, MM. Loizel et
« Pinston ont établi en travers du chemin, un cassis qui
« porte maintenant les eaux du côté opposé, c'est-à-dire
« dans le fossé gauche du chemin.

« M. Maublanc est propriétaire sur ce côté gauche, d'un
« terrain et d'une maison située à une petite distance de la
« brasserie. Il se plaint que les eaux de cet établissement
« étant maintenant jetées de son côté, arrivent le long de
« sa propriété et devant sa maison par le fossé gauche du
« chemin, dans lequel elles restent encore stagnantes et
« lui causent ainsi une grande incommodité et un grave
« préjudice par leur odeur infecte et leur insalubrité.

« M. Maublanc semble ne se plaindre que du changement
« qui a été apporté à l'écoulement des eaux de la bras-
« serie par le comblement du fossé droit du chemin. Votre
« commission, qui a entendu ce propriétaire dans la visite
« des lieux qu'elle a faite, a reconnu qu'il se bornait en
« effet à demander que le fossé droit fût rétabli et que les
« eaux de la brasserie y fussent maintenues.

« Le simple rétablissement de l'état des choses qui exis-
« tait l'été dernier serait sans importance au point de vue
« de la salubrité publique ; car la stagnation des eaux dont

« il s'agit le long du chemin serait aussi fâcheux dans l'in-
« térêt public, si elles étaient maintenues dans le côté droit,
« que si elles étaient envoyées dans le côté gauche. Si la
« plainte de M. Maublanc ne pouvait pas avoir d'autres
« effets que de faire rétablir le premier état de choses,
« vous n'auriez pas à vous en occuper ; car il ne s'agirait
« alors que d'un débat d'intérêt privé. Mais votre commis-
« sion a pensé que la stagnation des eaux provenant de la
« brasserie ne peut être tolérée ni dans l'un ni dans l'autre
« des fossés du chemin, parce que ces eaux contenant des
« matières végétales azotées en décomposition, ont une odeur
« fort incommode et doivent répandre des miasmes insa-
« lubres. Cependant, il ne paraît pas possible, sans de très-
« grandes dépenses, de donner un écoulement aux eaux
« que reçoivent les fossés de la partie du chemin dont il
« s'agit, parce que ces fossés servent au contraire de récep-
« tacle aux eaux d'une partie de la route impériale, d'un
« autre chemin et d'une grande étendue de terrain.

« *Conclusion* : Votre commission vous propose alors de
« faire interdire aux propriétaires de la brasserie la faculté
« de jeter les eaux provenant de leur établissement dans les
« fossés du chemin des Carons, tant que ces fossés n'auront
« pas d'issue ; comme elle ne voit pas pour l'évacuation de
« ces eaux d'autre moyen praticable que la construction
« d'un puits perdu.

« Elle pense donc: 1° qu'il y a lieu d'ordonner la construc-
« tion de ce puits ; 2° de prescrire qu'il ait au moins deux
« mètres de diamètre ; 3° qu'il descende jusqu'à une cou-
« che de terrain perméable (le gravier) ; 4° qu'il soit revêtu
« de maçonnerie à pierres sèches ; 5° maintenu couvert,
« et 6° enfin récuré toutes les fois qu'il en sera besoin. »

Après la lecture de ce rapport, et après en avoir délibéré,
le conseil a adopté toutes les conclusions de la commission
pensant qu'elles devaient concilier tous les intérêts et surtout *protéger la salubrité publique.*

HYGIÈNE GÉNÉRALE

—

DE L'AÉRATION DES FOSSES D'AISANCE

PAR

le docteur BERGEON,

Secrétaire du Conseil d'hygiène publique et de salubrité de Moulins.

———

Les fosses d'aisance sont une cause d'insalubrité marquée ; c'est une des dépendances des habitations qui réclame le plus de surveillance et de soins ; et c'est une des plus négligées. Pour quelques cabinets où l'on a pris des précautions d'hygiène bien entendues, il y en a une foule où les choses sont dans un état que l'on pourrait appeler primitif.

Dans un certain nombre de maisons à Moulins, une fosse est établie sous un escalier ; c'est à peine s'il existe un bouchon et surtout si on s'en sert, pour s'opposer à l'évaporation des mauvaises odeurs ; mais on peut être assuré qu'en ce qui concerne la fosse elle-même, il n'a rien été prévu, rien combiné pour assurer plus tard le mode employé pour la vidange de ces lieux infects.

Cependant, nous ne craignons pas de le dire, aucune partie de l'hygiène publique des villes ne réclame, à notre sens, davantage la surveillance de l'autorité et les efforts des hommes de science qui se vouent à la protection et à la salubrité des villes.

Ne sait-on pas d'ailleurs qu'il arrive encore, malgré les précautions recommandées par les conseils d'hygiène publique, de bien graves accidents, qui mettent les jours des

vidangeurs en péril? Aux nombreux exemples cités dans
les ouvrages, permettez-nous d'en ajouter un, qui nous est
personnel et qui s'est passé dans la ville de Moulins, il y a
une trentaine d'années :

C'est la rue Traversine qui en fut le théâtre ; trois ouvriers vidangeurs travaillaient dans une cave et cherchaient
à faire une ouverture latérale à la fosse, afin de faciliter
l'accès des matières et leur enlèvement avec des seaux. Il
n'avait point été employé, bien entendu, de moyens préa-
lables de désinfection. La science n'avait point encore parlé
de ceux qu'elle recommande aujourd'hui. Bientôt le mur
est percé, et il se fait une irruption considérable de matières dans la cave. L'un des trois ouvriers tombe en avant
pour ne plus se relever ; son corps et sa tête sont littérale-
ment submergés, en sorte que son asphyxie était autant oc-
casionnée par la privation d'air que par l'action si puis-
samment délétère des gaz des fosses d'aisance et de l'hydrogène sulfuré en particulier. Les deux autres compagnons
du nommé Bouyon, car c'était son nom, poussèrent un cri
d'alarme et cherchèrent à se sauver ; mais ils tombèrent à
leur tour, non loin de leur camarade ; et sans les secours
réclamés sans retard par l'ouvrier qui travaillait dans la
rue, on eût eu à déplorer la mort de trois personnes dans
la même journée. Mais mon confrère, le Dr Laussedat et
moi, fûmes appelés en toute hâte sur le lieu du sinistre ;
nous présidâmes à l'enlèvement des corps que l'on croyait
des cadavres, et, après trois quarts d'heure de lutte avec la
mort, nous fûmes enfin les plus forts, et nous eûmes le
bonheur de rappeler à la vie deux pères de famille. Le
troisième avait été frappé comme par la foudre ; il laissait
sept enfants en bas âge. Mais, pourquoi ne le dirions-nous
pas ? La charité des habitants de Moulins trouva dans
cette triste circonstance l'occasion de se manifester dans
tout son éclat : quelques artistes de la ville nous proposè-
rent d'organiser une soirée dramatique au profit des sept

enfants privés de leur père ; une quête fut faite par deux
dames de la ville, à la sortie de la salle de spectacle, et le
résultat de cette bonne œuvre se traduisit par seize cents
francs de bénéfices nets, que nous déposâmes immédiatement à la caisse d'épargnes de Moulins, en prenant un li-
vret de deux cents francs pour la mère et pour chacune de
ses filles. Je n'ai pas besoin de vous dire, Messieurs, que
cette modeste dot, jointe sans doute aux mérites réels de
nos jeunes protégées, leur a valu, sans exception, une entrée en ménage, lorsqu'elles ont atteint l'âge de leur ma-
jorité.

Revenons maintenant à nos malheureux ouvriers, dont
la vie était si gravement compromise : des frictions, des
pressions répétées sur la poitrine, des insufflations d'air,
des lotions avec l'eau vinaigrée, rappelèrent enfin une existence qui nous avait paru longtemps problématique ; aus-
sitôt ces malheureux poussèrent des cris effrayants, qui se
prolongèrent quelque temps pendant la nuit ; ils éprou-
vaient un sentiment de constriction à la gorge, une douleur
vive à l'estomac et à la tête, enfin une espèce de délire, qui
dura plusieurs heures consécutives, ainsi que de violentes
douleurs dans les articulations.

D'après ces symptômes, il est évident que cette asphyxie
est bien celle que l'on désigne sous le nom de *plomb*.

Bien que les accidents de cette nature soient devenus
beaucoup plus rares aujourd'hui qu'autrefois, par suite des
moyens de désinfection préalable que l'on recommande,
néanmoins, il n'est pas possible de nier qu'ils s'observent
encore quelquefois ; il est donc d'une grande importance
d'indiquer les moyens de prévenir *sûrement* de pareils
dangers.

D'ailleurs, comme nous le disions en commençant, si les
fosses d'aisances ne sont plus une cause de danger aussi
fréquente qu'autrefois pour les personnes chargées d'en
opérer périodiquement la vidange, elles sont encore mal-

heureusement dans beaucoup de cas une source d'*incommodité* et d'*insalubrité* pour les habitants d'un grand nombre de maisons, et nous ajouterons aussi une cause de *détériorations graves pour beaucoup de constructions.*

Nous demandons à donner ici une explication : Ne sait-on pas que les murs voisins d'une fosse d'aisance, quand elle n'est pas établie dans de bonnes conditions, ne tardent pas à s'imprégner d'humidité et de salpêtre et qu'il devient ensuite à peu près impossible de les assainir.

Ces considérations ont certainement préoccupé les hommes de science depuis longtemps ; aussi a-t-on cherché à aérer les fosses, et pour cela l'on ne manque guère aujourd'hui d'établir, dans une partie de leur voûte, un tuyau d'aérage, dans le but de faciliter l'échappement spontané des gaz méphytiques. Mais atteint-on le but que l'on se propose ? Nous ne le pensons pas et nous allons en donner bientôt la preuve : Quelques personnes ont conseillé de placer deux tuyaux d'aérage au lieu d'un. On espère alors que l'une de ces conduites servira à l'entrée de l'air dans la fosse et l'autre à sa sortie. Disons de suite que ce résultat ne peut être obtenu qu'autant que l'un de ces tuyaux est adossé à une cheminée ; celle-ci réchauffant par son voisinage l'air que contient le tuyau adossé, le rend spécifiquement plus léger que l'air ambiant, il y a donc ascension ; mais en même temps le tuyau opposé remplace l'air échappé par une égale quantité d'air emprunté au réservoir commun ; il y a donc un double courant d'air *ascendant* et d'air *descendant*. Mais ce moyen ne balaye les fosses que d'une manière incomplète, et nous croyons qu'il est facile de lui en substituer un autre qui atteint le but qu'on se propose d'une manière bien plus facile et bien plus complète surtout.

Avant de faire connaître ce moyen, disons un mot de l'auteur du système de ventilation des fosses d'aisance par le réchauffement de leur conduit d'évent. C'est M. Darcet

qui, il y a 40 années environ, a eu l'idée de faire établir
des cheminées d'appel pour faire échapper les odeurs méphytiques des ateliers ou appartements (1) : Il avait d'abord
appliqué son système au laboratoire de la Monnaie à Paris,
pour préserver les essayeurs du grave inconvénient déterminé par les vapeurs de l'acide azotique. Il pensa ensuite à
en faire l'application aux fosses d'aisance. Voici en quoi
consistait son système : Il construisait un fourneau dit
d'appel, dont le tuyau s'ouvrait à une distance calculée dans
la cheminée. A ce point, la chaleur fournie par le fourneau
dilatait l'air de la cheminée, de sorte que celui situé au-
dessous, trouvant moins de pression, s'y portait, ce qui
établissait un courant qui entraînait les vapeurs. Ce courant
est d'autant plus facile, que l'on met l'appartement en communication avec l'air extérieur Faisant ensuite application
de son idée aux fosses d'aisances, M. Darcet donna le conseil de mettre le tuyau d'évent de ces fosses en communication avec un corps de cheminée, ou de se servir du corps
de cheminée lui-même pour en faire le tuyau d'évent. Ce
système réussit parfaitement ; mais il était indispensable
alors que le trou des lunettes ne fût point bouché par une
soupape, comme dans les lieux à l'anglaise ; il exigeait
même que la surface des différentes ouvertures des cuvettes
fût égal à la section du conduit d'évent.

Ce système qui offre des avantages, quand une fosse se
trouve construite dans le voisinage d'un corps de cheminée,
devient assez difficile et même coûteux, lorsqu'il faut établir un fourneau spécial pour obtenir l'aération des fosses
d'aisance.

Le système que nous allons décrire fait obtenir le même
résultat que celui de Darcet, et il a le précieux avantage
de ne rien coûter ou à peu près :

(1) Voy. art. *latrines*, dictionnaire des sciences médicales, par
Mérat.

Il nous a été révélé par un accident tout-à-fait fortuit, que nous allons raconter : En 1840, nous avons fait construire la maison que nous habitons ; l'architecte, chargé de la direction des travaux, avait eu le soin de faire enduire intérieurement la fosse d'aisance, d'une forte couche de ciment. Il avait placé un conduit ventilateur de 16 à 18 centimètres, s'élevant jusqu'au dessus du toit, plus, une espèce de fenêtre de 69 centimètres de largeur, sur 50 de hauteur, destinée à faciliter l'entrée d'un homme au moment de la vidange. Cette ouverture avait ensuite été bouchée par de la maçonnerie en briques. Enfin une cuvette à l'anglaise, avec cuillère à bascule et réservoir d'eau, complétait un appareil de fosses d'aisance que nous croyions alors irréprochable et construit dans les meilleures conditions de salubrité. Mais qu'arriva-t-il ? Au bout de 4 ou 5 ans, nous nous aperçûmes que le carreau du cabinet qui est placé sous notre principal escalier, devenait humide ; plus tard, cette humidité s'est étendue aux plinthes de ce même cabinet, puis aux murs eux-mêmes ; enfin, avec le temps, presque tout notre vestibule était envahi, et 30 à 35 centimètres d'un mur de refend se trouvaient imprégnés d'humidité et de salpêtre. Cet état devenant vraiment inquiétant, nous prîmes l'avis d'un architecte, qui nous recommanda de faire couper les murs par une lame de plomb placée au-dessus de la partie déjà atteinte par le salpêtre. Nous ne pûmes nous décider à suivre ce conseil et voulant savoir à quelle hauteur, en 4 ans, les matières avaient pu atteindre dans la fosse, nous fîmes détruire la maçonnerie qui bouchait l'ouverture destinée à la vidange. Nous nous permîmes alors d'introduire une lumière dans cette fosse, pour juger par nous-même de son état d'encombrement. Nous trouvâmes une quantité assez minime de matières, mais nous fûmes frappé en même temps d'un spectacle auquel nous étions loin de nous attendre : toute la voûte était garnie d'une quantité innombrable de gouttes d'eau représentant de véritables stalactites. Il ne fut pas difficile de conclure qu'il existait une grande quantité d'humidité dans cette fosse. Nous fîmes alors replacer les briques que l'on venait d'enlever, mais telles qu'elles se présentaient et sans mortier nouveau. Cette occlusion n'était que provisoire ; mais bientôt nous nous aperçûmes d'un courant d'air qui était manifeste à chaque fois que l'on tournait la manivelle destinée à ouvrir et fermer la cuvette (1). Au bout de quelques mois, nous crûmes remarquer que le carreau du cabinet n'avait pas d'humidité ; plus tard encore semblable amélioration s'établissait dans le vestibule et dans le bas des murs envahis par le salpêtre ; enfin le remède était trouvé, l'assainissement de notre fosse d'aisance a été complet depuis ce temps. La voûte de cette fosse a été depuis visitée plusieurs fois, et toujours elle a été trouvé parfaitement sèche.

Il n'est donc pas douteux que l'aération de notre fosse est parfaite, et qu'elle ne peut, dans aucune circonstance, devenir la cause d'accidents graves, au moment de la vidange, quand même on négligerait les moyens de désinfection préalable que l'on emploie généralement aujourd'hui et que nous recommandons néanmoins. Cette vérité est pratiquement démontrée ; il suffit donc, pour assainir d'une manière permanente les fosses d'aisance, de les aérer continuellement. Or, le moyen que nous conseillons consiste à établir une ventilation au moyen d'une ouverture dont on peut varier la forme, mais dont la capacité représente au

(1) Ce que nous venons de dire prouve qu'il est indispensable d'employer dans l'appareil que nous recommandons, une cuvette à manivelle faisant agir un couvercle placé inférieurement; autrement, si la cuvette ne fermait pas convenablement, notre système d'aérage des fosses produirait une odeur infecte dans les maisons, puisque le courant d'air se ferait et par le tuyau d'aérage et par la cuvette elle-même.

moins le diamètre d'un tuyau d'aérage placé en face dans la voûte de la fosse et d'une dimension de 20 à 30 centimètres carrés, selon l'importance de la fosse que l'on veut aérer. Nous conseillons d'employer une planche de 50 à 60 centimètres, percée d'une infinité de trous d'un centimètre environ, qui boucherait l'ouverture destinée à la vidange. Cette ouverture devra se trouver à un niveau tel, qu'en tenant compte de celui où les matières pourront atteindre, l'air puisse balayer le plus immédiatement possible la surface de ces mêmes matières. Nous croyons avoir démontré par le fait qui nous est personnel qu'il est facile maintenant d'aérer les fosses d'une manière permanente. Mais comme ces réservoirs sont très-souvent adossés à des caves, ne devrait-on pas avoir la crainte qu'en mettant une fosse en communication immédiate avec l'air d'une cave, celle-ci ne soit fâcheusement influencée par l'odeur inséparable de matières ainsi accumulées dans un réservoir? Non-seulement nous ne le pensons pas, mais nous soutenons que la chose est impossible. Il serait facile aux personnes de notre localité de faire une vérification dans notre habitation, et l'on se convaincrait sans peine que la communication de l'air de la cave avec celui de la fosse d'aisance n'est suivi d'aucun inconvénient pour l'odeur, en quelque saison que l'on fasse l'expérience ; mais ensuite chacun comprendra que les matières d'une fosse doivent nécessairement en élever la température. L'air des caves, au contraire, est toujours à une température relativement basse. Donc cet air relativement froid se précipite dans la fosse ; mais il ne peut y entrer sans chasser une quantité égale d'air plus léger qui s'échappe par le tuyau d'aération. Les mêmes conditions de température existant toujours, l'air frais entre toujours dans la fosse par la planche percée de trous, et l'air vicié en sort de même par le tuyau d'aérage ; il y a donc un courant d'air permanent.

On sait que les gaz méphytiques des fosses se trouvent or-

dinairement composés d'ammoniaque, d'azote, de sulphy-
drate d'ammoniaque et d'hydrogène sulfuré. Ce dernier gaz
est le seul qui soit spécifiquement plus pesant que l'air :
mais, comme il est mêlé avec les autres gaz qui sont plus
légers que lui (son poids est de 11,805), il est entraîné avec
eux.

Il résulte de ce qui précède que si la fosse n'est pas limi-
trophe d'une cave, il faut chercher un milieu dont la température soit habituellement plus basse que celle de l'intérieur de la fosse, afin d'obtenir le courant d'air désiré. L'on
pourra, dans ces cas, profiter d'un *puits perdu* ou d'un
aqueduc couvert que l'on mettra en communication avec
l'intérieur de la fosse d'aisance.

Ayant parfaitement compris l'importance des observations que nous lui avons faites à cet égard, M. Dadole, architecte directeur des nouvelles constructions du lycée impérial de Moulins, a promis de mettre les fosses d'aisance
en communication avec un long aqueduc souterrain, dont
la température sera toujours plus basse que celle de ces
fosses. Il est de cette manière assuré d'avoir une bonne
ventilation qui les assainira et rendra par suite impossibles
les accidents de la *mite* ou du *plomb*, auxquels sont encore
trop souvent exposés les malheureux vidangeurs.

Enfin, l'un de nos amis faisant faire des lieux pour sa
maison, a mis à profit les principes que nous venons d'ex-
poser ; sa fosse a été mise en communication avec un puits
perdu, dont l'air est habituellement frais, le tuyau d'aérage
est placé en regard de l'ouverture de communication. Le
succès a répondu à notre attente, la ventilation s'opère
facilement.

Puisque les faits que nous venons de citer sont vrais, et
qu'ils reposent d'ailleurs sur les principes les plus élémen-
taires de la physique, ne devrait-on pas chercher à en géné-
raliser l'application dans les villes ? C'est là notre désir, et
nous avouons franchement que nous croirions avoir rendu

un véritable service à l'hygiène publique, si nous apprenions que notre procédé d'aérage des fosses d'aisance devient d'une application générale. Une des conditions de succès dans les entreprises consiste ordinairement non-seulement dans la facilité des moyens d'exécution, mais surtout dans leur bas prix de revient. Or, il est très-certain que lorsqu'on bâtit une maison, rien n'est plus facile que de suivre les préceptes que nous venons de donner. En dehors du tuyau d'aérage que tout le monde établit et qui ne sert à rien, quand il est employé seul dans une fosse, la dépense d'une planche percée de trous est nulle ou à peu près.

Quant aux fosses déjà existantes, si elles ont leur tuyau d'aérage, l'on comprend facilement que la dépense d'une ouverture de 50 centimètres carrés et de sa fermeture par une planche d'un égal diamètre percée, comme nous l'avons dit, d'un grand nombre de trous, ne saurait être considérée comme importante.

Enfin, toutes les fois qu'une maison serait en construction, quel inconvénient y aurait-il à ce que, dans l'intérêt de la salubrité publique, les maires exigeassent le certificat d'un architecte assurant que toutes les précautions à prendre dans l'intérêt de l'hygiène ont été prises, et d'une manière conforme à un programme tracé d'avance par les conseils d'hygiène publique et de salubrité. Cette mesure n'aurait rien de vexatoire, elle ne serait que paternelle et prévoyante.

Il est une autre mesure se rattachant non plus à la *salubrité*, mais à la *sécurité publique*, que nous verrions prendre encore avec un grand plaisir par les autorités locales, c'est la surveillance des corps de cheminées dans les maisons en construction. Tout le monde connait l'incurie de certains maçons entrepreneurs, qui ne craignent pas de faire traverser des corps de cheminées par des poutres et des solives. D'autres fois, ils n'hésitent pas à placer le foyer d'une cheminée sur des solives, qui, au lieu de s'appuyer sur un linçoir, vont directement percer dans le mur ; il est vrai qu'ils recouvrent ces pièces de bois d'un carrelage plus ou moins épais. On sait que ces imprudences ont été très· souvent la seule cause d'incendies qui ont eu de graves conséquences dans les villes.

Ne penseriez-vous pas, Messieurs, que le même architecte qui aurait été chargé d'inspecter la construction des fosses d'aisance devrait en même temps exercer une scrupuleuse attention sur la manière dont les cheminées seraient construites sous le rapport des risques d'incendie ? Nous savons bien que ce sujet est tellement grave, qu'il mériterait d'être traité autrement que d'une manière incidente et à l'occasion de l'aérage des fosses d'aisance ; mais nous tenions à vous faire comprendre que la même mesure administrative, qui rendrait service aux populations sous le rapport de l'hygiène publique, pourrait être en même temps appliquée à leur sécurité, sous le rapport de l'incendie.

Nous pensons donc que l'intérêt de la *salubrité* des villes, d'une part, et celui de leur *sécurité*, de l'autre, devraient engager l'autorité à prendre en considération la double observation que nous venons de faire et que nous sommes heureux d'avoir pu soumettre à l'appréciation de MM. les membres composant le Conseil d'hygiène publique et de salubrité de Moulins.

Nota. — Le Conseil d'hygiène a remercié M. le docteur Bergeon de sa communication et a prié son vice-président de demander l'impression de ce mémoire dans le recueil des actes administratifs, afin de vulgariser le moyen d'assainissement des fosses d'aisance recommandé par le docteur Bergeon.

ARRONDISSEMENT DE GANNAT.

Composition du conseil d'hygiène publique et de salubrité pour l'année 1868.

Président M. PELLAT, sous-préfet.

Vice-Président M***

Secrétaire, M. BOIZY.

Membres MM :

   BRUN,

   BÉCHONNET,

   Marquis DE MONTLAUR,

   RICHARD,

   TRAPENARD,

   MIGNOT,

   DANVAL,

   VANNAIRE,

   GAUTHIER D'HAUTESERVE.

RAPPORT DE FIN D'ANNÉE

Présenté au Conseil d'hygiène et de salubrité
de Gannat, le 28 décembre 1868

Par M. BOIZY, secrétaire.

—

Avant de faire connaître ce rapport que, vu son importance, nous reproduisons *in extenso*, nous ferons observer à notre honoré collègue de Gannat, que quelque minime que soit l'intérêt des questions soumises à l'examen du conseil dans l'année, il importe d'en donner au moins un extrait, pour satisfaire au vœu de M. le Ministre de l'agriculture, du commerce et des travaux publics, exprimé dans sa circulaire du 28 octobre 1868.

Nous ne pouvons du reste qu'applaudir au compte-rendu qu'il a donné de l'état sanitaire de l'arrondissement de Gannat, tant pour l'espèce humaine que pour les animaux. Si son exemple était suivi à l'avenir, il y aurait un intérêt réel à connaître l'état sanitaire de tout le département pendant une année entière.

C. BERGEON.

Messieurs,

J'ai cette année, à vous signaler comme ayant régné dans notre arrondissement, un plus grand nombre de maladies épidémiques que les années précédentes.

Avant d'en faire l'énumération, je crois devoir vous dire, tout d'abord, qu'elles n'ont pas eu en général une très-grande gravité.

C'est la coqueluche qui a ouvert la marche. On a eu à la combattre un peu partout, mais principalement dans les communes du canton d'Ebreuil, situées dans le bassin de la Sioule ; c'est là, que la maladie a atteint son summum d'intensité.

Chez beaucoup d'enfants, la rougeole a succédé à la coqueluche, ce qui aggravait le mal sans toutefois le rendre mortel ; mais s'il survenait alors de la diarrhée, la mort était le plus souvent le résultat de cette double complication.

Une épidémie d'oreillons dont l'apparition date de la fin de l'année 1867 a suivi, depuis cette époque, presque toutes les communes de l'arrondissement et existe encore aujourd'hui dans celle d'Ebreuil ; mais, comme toujours à la fin d'une épidémie, avec une intensité beaucoup moindre qu'à son origine. Elle n'a, du reste, présenté rien de bien remarquable, si ce n'est qu'elle a attaqué tout aussi bien les enfants que les adultes, et qu'elle a permis d'observer assez souvent des métastases sur les testicules de ces derniers.

Des cas assez nombreux de petite vérole ont été constatés sur différents points de l'arrondissement. Heureusement que cette maladie n'a pas été partout aussi meurtrière que dans un des quartiers de la ville de Gannat où sur 7 malades, 2 ont succombé. L'une des victimes, un homme de 35 ans, avait été vacciné pour la première fois trois ou

quatre jours après avoir commencé à donner des soins à
d'autres malades, douze ou quinze jours plus tard, il était
mort.

Dans le cas dont il s'agit ici, la contagion a été, comme
cela arrive le plus souvent, le principal agent de propa-
gation de la maladie.

Les chaleurs tropicales qui se sont fait sentir depuis la
fin du mois de juillet jusqu'au milieu de septembre, ont
déterminé l'évolution de fièvres typhoïdes et muqueuses
auxquelles la ville de Gannat surtout a payé un large
tribut.

Je vous indiquais, dans un de mes précédents rapports,
le lit de l'Andelot, comme constituant un immense foyer d'infection dont les exhalaisons pestilentielles n'étaient certainement pas étrangères à l'apparition des cas de fièvre
typhoïde observés tous les ans pendant les mois d'été. Je
vous signale encore une fois aujourd'hui cette cause puis-
sante d'insalubrité ; et je n'hésite pas à lui attribuer l'intensité relative qu'a eue à Gannat cette année l'épidémie
de fièvres muqueuses et typhoïdes observée aussi en beaucoup d'autres communes de l'arrondissement.

Deux fois le conseil d'hygiène a émis le vœu que, pour
sauvegarder, à l'avenir, la santé de la population de la ville
de l'influence pernicieuse qu'ont sur elle les émanations
malsaines dont le lit de l'Andelot est la source pendant
six mois de l'année, il était urgent de détruire, par un
moyen quelconque, ce foyer d'infection.

Une commission prise dans le sein du conseil municipal
a été chargée d'étudier et de résoudre cette question. Je ne
sais quelle décision a été prise ; toujours est il que jusqu'à
présent, rien ne démontre un commencement de réalisation
du vœu que, nombre de fois, vous avez émis à l'unanimité.

L'épidémie n'est pas encore éteinte à Gannat. Tous les

âges, dans les deux sexes, ont également été atteints par le fléau ; tous aussi lui ont fourni des victimes.

A St-Bonnet-de-Rochefort, la maladie s'est concentrée dans le quartier où est logé le plus grand nombre des ouvriers employés aux travaux du chemin de fer.

La santé des animaux, n'a pas été plus ébranlée que les années précédentes La volaille seule, continue à être décimée par le choléra, son fléau habituel. Cependant, l'épidémie qui règne depuis le commencement de l'été 1867 a perdu beaucoup de sa gravité. Elle a été secondée, depuis quelque temps, dans son œuvre de destruction, par une maladie nouvelle, non moins terrible, qui jusque-là, était restée cantonnée dans le sud-ouest de la France. Peut-être nous a-t-elle été apportée par les oies dites de Toulouse.

Cette maladie présente les plus grandes analogies avec l'angine couenneuse de l'homme ; elle est éminemment contagieuse et résiste le plus souvent aux moyens employés pour la combattre.

Quelques cas de rage ont aussi été observés, mais en moins grand nombre que les années précédentes.

Gannat, le 26 décembre 1868.

BOIZY,

Membre du conseil d'hygiène de Gannat.

ARRONDISSEMENT DE MONTLUÇON.

Composition du conseil d'hygiène publique et de salubrité pour l'année 1868.

Président M. LASSERRE, sous-préfet.

Vice-Président M***

Secrétaire M***

Membres MM :

> DUCHÉ,
>
> DECHAULT,
>
> DUFOUR,
>
> BOUYONNET D'ARMEL,
>
> MELET,
>
> GEORGE,
>
> ZÉGRE,
>
> FOREY,
>
> CONSTANT,
>
> PANGAUD.

Conseil d'hygiène publique et de salubrité de Montluçon.

Nous n'avons point reçu de rapport pour l'année 1868, il n'existe au dossier qu'une lettre de M. le Sous-Préfet ainsi conçue :

MONSIEUR LE PRÉFET,

« Conformément à votre dépêche en date du 14 no-
« vembre 1868, j'ai communiqué au conseil d'hygiène et
« de salubrité de l'arrondissement de Montluçon la circu-
« laire de Son Excellence M. le Ministre de l'agriculture,
« du commerce et des travaux publics relative à l'envoi
« régulier des rapports annuels des conseils d'hygiène et
« de salubrité.

« Cette assemblée a décidé que les affaires sur lesquelles
« elle a été appelée à délibérer pendant l'année 1868,
« n'avaient pas eu assez d'importance, pour faire l'objet
« d'un rapport spécial et par suite, je n'ai aucun membre,
« parmi ceux dont se compose ce conseil, à vous signaler
« comme pouvant mériter une récompense.

« Veuillez agréer, Monsieur le Préfet, l'expression de
« mes sentiments très-respectueux.

Le Sous-Préfet,

LASSERRE.

ARRONDISSEMENT DE LAPALISSE.

Membres composant le conseil d'hygiène publique et de salubrité pour l'année 1868.

Président M. ROUCHER D'AUBANEL,

Vice-Président M. MEILHEURAT,

Secrétaire M. LABORDE

Membres MM :

MEILHEURAT,

CORNIL,

TABARDIN,

DELABERTHE,

CANILLAC,

JARDET,

DUCROUX,

MARTIN LAGARDETTE,

BONNEAU,

Conseil d'hygiène publique et de salubrité de Lapalisse.

—

Nous avons le même regret à exprimer pour cet arrondissement que pour celui de Montluçon, car il ne nous a été transmis au dossier que le procès-verbal suivant :

L'an mil huit cent soixante-neuf, le 16 avril, le conseil d'hygiène et de salubrité s'est réuni au lieu ordinaire de ses séances.

Présents MM****

La séance étant ouverte, le Sous-Préfet soumet au conseil la circulaire ministérielle du 15 décembre 1867 relative au compte-rendu annuel du comité d'hygiène et de salubrité. . . . .

. . . . , ...

En ce qui touche la circulaire du 15 décembre 1867, le Conseil expose que l'état sanitaire de l'arrondissement est excellent, qu'aucun fait de nature à révéler l'existence d'une épidémie ne s'est produit.

Pour extrait conforme :

Le Sous-Préfet,

ROUCHER D'AUBANEL.

TABLE ALPHABÉTIQUE

DES MATIÈRES

—

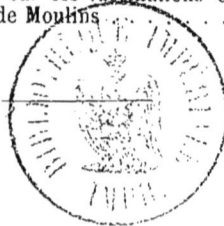